68 Rezepte gegen Schlafstörungen:

Nutze smarte Diäten und gesunde Ernährung, um wieder besser schlafen zu können – ganz ohne Tabletten

Von

Joe Correa CSN

COPYRIGHT

Diese Veröffentlichung dient dazu fehlerfreie und zuverlässige Informationen zu dem auf dem Cover abgedruckten Thema zu liefern. Es wird mit der Einstellung verkauft, dass weder der Autor noch der Herausgeber befähigt sind, medizinische Ratschläge zu erteilen. Wenn medizinischer Rat oder Beistand notwendig sind, konsultieren Sie einen Arzt. Dieses Buch ist als Ratgeber konzipiert und sollte in keinster Weise zum Nachteil Ihrer Gesundheit gereichen. Konsultieren Sie einen Arzt, bevor Sie mit diesen Ernährungsplan beginnen, um zu gewährleisten, dass er das Richtige für Sie sind.

DANKSAGUNG

Dieses Buch ist meinen Freunden und meiner Familie gewidmet, die leichtere oder ernstere Krankheiten hatten. Sie sollen eine Lösung für Ihre Probleme finden und die erforderlichen Veränderungen in Ihrem Leben einleiten

68 Rezepte gegen Schlafstörungen:

Nutze smarte Diäten und gesunde Ernährung, um wieder besser schlafen zu können – ganz ohne Tabletten

Von

Joe Correa CSN

INHALT

ÜBER DEN AUTOR

Nach Jahren der Nachforschung glaube ich ernsthaft an die positiven Auswirkungen, die Ernährung auf Körper und Geist haben kann. Mein Wissen und meine Erfahrung hat mir geholfen, gesünder über die Jahre zu kommen und an meine Familie und Freunde weiterzugeben. Je mehr du über gesundes Essen und Trinken weißt, desto schneller willst du deine Lebens- und Essensgewohnheiten ändern.

Ernährung ist ein wichtiger Bestandteil von einem gesunden und langen Leben. Also fang heute damit an. Der erste Schritt ist immer der wichtigste und bedeutendste.

EINLEITUNG

68 Rezepte gegen Schlafstörungen: Nutze smarte Diäten und gesunde Ernährung, um wieder besser schlafen zu können – ganz ohne Tabletten

Von Joe Correa

Wenn du eine der folgenden Symptome bei dir beobachtest, leidest du vermutlich an Schlafstörungen:

- Hast du Probleme in der Nacht zu schlafen?

- Wachst du nach einem Schlaf von sieben oder acht Stunden auf mit einem Gefühl der Müdigkeit auf?

- Schläfst du während Verabredungen oder sozialen Events einfach ein?

- Kennst du das unangenehme Gefühl des Kribbelns und Stechens in deinem Fuß, das dich bewegungsunfähig macht?

- Schnarchst du sehr laut und schläfst unruhig?

Etwa 60 % der Menschen weltweit schlafen zwischen sechs und acht Stunden pro Tag, 36 % schlafen mehr als acht Stunden pro Tag, während weniger als 4 % schlafen weniger als sechs Stunden pro Tag. Sowohl Männer als auch Frauen benötigen dabei gleich viele Stunden Schlaf.

Unglücklicherweise ist unser moderner Lebensstil sehr schnelllebig, so dass viele Menschen wenig oder gar keine Zeit zum Schlafen haben. Zusammen mit ungesunden Essensgewohnheiten und Stress kann dies zu einem ernsthaften Problem werden. Wenn du müde aufwachst und es dir an Schlaf mangelt, ist das ein erstes Anzeichen für Schlafstörungen. Es ist wichtig, dass du erkennst, dass die Schläfrigkeit und die Schwere in den Beinen und Augenlidern, die den ganzen Tag andauert, nicht gesund sind.

Während verschiedener Schlafphasen, setzt unser Körper Hormone frei, die den Stoffwechsel anregen und daneben auch andere Faktoren, die deine Gesundheit betreffen. Die Schlafstruktur zu verändern kann zu Müdigkeit und Schläfrigkeit führen und sogar das Risiko einer Vielzahl schwerwiegender medizinischer Zustände erhöhen.

Der Verzehr von Fertiggerichte und ungesundem Essen ist nicht gut für deinen Schlaf. Wenn man noch Stress auf der Arbeit, ein beschäftigtes Leben, enge Zeitpläne und andere Probleme des modernen Lebensstils hinzunimmt, kann dein Körper einfach nicht damit umgehen.

Dieses Buch gibt dir eine wunderbare Rezeptsammlung mit Zutaten an die Hand, die nachweislich Schlafstörungen lindern. Der Fokus liegt dabei auf Gemüse. Sie sind ein perfekter Ersatz für tierische Proteine, die diese Symptome verursachen. Des Weiteren wirst du viele Rezepte mit Mandeln, Honig, Kirschen, Fisch, Leinsamen, Bananen, Joghurt, Haferflocken, Kartoffeln und Eier finden. All diese Nahrungsmittel sind deine besten Verbündeten für einen gesunden Schlaf.

Dieses Buch bietet dir zahlreiche Möglichkeiten die Gerichte vorzubereiten: beginnend bei schnellen Frühstücksrezepten über gesunde Eintöpfe bis hin zu Abendessen, gesundem, frischem Gemüse und Salate sowie Omega-3-Fettsäure haltigen Meeresfrüchten und Fisch.

Probiere diese Rezepte aus und bemerke, wie du selbst mit kleinen Veränderungen in deinem Speiseplan deine Schlafstörungen beseitigst.

68 Rezepte gegen Schlafstörungen: Nutze smarte Diäten und gesunde Ernährung, um wieder besser schlafen zu können – ganz ohne Tabletten

Frühstücks-Rezepte

1. **Haferflocken mit Griechischer Joghurt und Frische Aprikosen**

Zutaten:

55g Haferflocken

285g Griechischer Joghurt

1 EL Honig

200g frische Aprikosen, in Stücken

1 EL Walnüsse, gerieben

Zubereitung:

Bringe 1 Tasse Wasser zum Kochen. Lege die Haferflocken hinein und koche sie 3-4 Minuten.

Reduziere die Hitze und rühre die Walnüsse ein. Lass sie köcheln, bis die Haferflocken weich sind.

Nimm den Topf vom Herd und lass sie abkühlen. Füge Honig hinzu und vermische sie gut. Garniere mit Aprikosen und serviere sie.

Nährwertangabe pro Portion: Kcal: 267, Protein: 24g, Kohlenhydrate: 39g, Fette: 7g

2. Mandel-Kokos-Mousse

Zutaten:

½ Tasse Heidelbeeren

¼ Tasse Erdbeeren

½ Tasse Mandelmilch

2 Tassen Kokosmilch

1 EL Griechischer Joghurt, 2% Fett

¼ Tasse geröstete Mandeln, fein gehackt

1 EL Vanilleextrakt

Zimt zum Abschmecken

Zubereitung:

Vermenge in einer großen Schüssel den Griechischen Joghurt mit Kokosmilch und Mandelmilch. Rühre alles mit einem elektrischen Mixer um, bis du eine cremige Mousse erhältst. Gib alles in eine Küchenmaschine und rühre die Beeren, Vanilleextrakt und Zimt unter. Garniere mit gerösteten Mandeln.

Nährwertangabe pro Portion: Kcal: 134 Protein: 29,3g, Kohlenhydrate: 34, Fette: 15,9g

3. Warme Quinoa mit Bananen und Chiasamen

Zutaten:

2 TL Chiasamen, vollgesaugt

½ Tasse Mandelmilch

42g Quinoa

½ Tasse Wasser

1 kleine Banane, geschält und in Scheiben

2 EL Heidelbeeren

1 EL Honig

1 EL Mandeln, grob gehackt

Zubereitung:

Vermenge Wasser und Mandelmilch in einer mittelgroßen Bratpfanne. Bringe es zum Kochen und gib die Quinoa dazu. Drehe die Hitze ab und koche sie etwa 20 Minuten, bis das gesamte Wasser verdampft ist.

Zerdrücke in der Zwischenzeit ½ Banane mit einer Gabel. Lass die anderen in Scheiben. Hacke die Mandel grob und stelle sie zur Seite.

Gib die gekochte Quinoa in eine Schüssel. Rühre die zerdrückte Banane, Heidelbeeren, Honig und Chiasamen unter.

Garniere mir Bananenscheiben und gehackten Mandeln.

Nährwertangabe pro Portion: Kcal: 306 Protein: 17g, Kohlenhydrate: 33g, Fette: 14g

4. Leinsamen Pfannkuchen mit Heidelbeeren und Griechischer Joghurt

Zutaten:

4 Eier, reich an Omega-3

4 EL Buchweizenmehl

4 EL Leinsamen, gehackt

1 Tasse Mandelmilch

¼ TL Salz

1 Tasse Griechischer Joghurt

1 Tasse frische Heidelbeeren

Leinsamenöl

Zubereitung:

Vermenge die Zutaten in einer Schüssel. Rühre sie mit einem elektrischen Mixer auf höchster Stufe um.

Erhitze Öl in einer mittelgroßen Bratpfanne bei hoher Temperatur. Verteile etwas von der Mischung in einer Bratpfanne und brate die Pfannkuchen etwa 2-3 Minuten auf jeder Seite.

Aus der Mischung solltest du etwa 8 Pfannkuchen erhalten. Garniere jeden Pfannkuchen mit Griechischem Joghurt und frischen Heidelbeeren. Serviere sie.

Nährwertangabe pro Portion: Kcal: 161 Protein: 16,5g, Kohlenhydrate: 10, Fette: 5g

5. Gefüllte Eier mit Garnelen, Avocado und Kresse

Zutaten:

2 Eier

4 kleine Garnelen

1 EL Dijonsenf

¼ TL frisch gemahlener schwarzer Pfeffer

1 mittelgroße Avocado, halbiert

Hand voll fein gehackte Kresse

Natives Olivenöl extra

¼ Tasse frischer Zitronensaft

Frischer Blattsalat

Zubereitung:

Erhitze 2 Esslöffel Öl bei mittlerer Hitze. Gib Garnelen hinzu und brate sie etwa fünf Minuten an. Drehe die Hitze ab und stell sie zur Seite.

Koche in der Zwischenzeit die Eier. Lege zwei Eier vorsichtig in einen Topf mit kochendem Wasser. Koche sie 10 Minuten. Schütte das Wasser ab und trockne die Eier ab. Lass sie etwas abkühlen und pelle sie dann. Du kannst außerdem einen Löffel Backnatron in das kochende Wasser geben. Das erleichtert das Pellen der Eier.

Halbiere die Eier und entferne das Eigelb.

Vermenge in einer mittelgroßen Schüssel das Eigelb mit ½ Avocado, Senf, schwarzer Pfeffer und Zitronensaft. Gib alles in einen Mixer und rühre gut um. Verwende die Mischung um die Eihälften damit zu befüllen.

Garniere jedes Ei mit fein gehackter Kresse und einer Garnele. Schmecke mit Salz ab.

Serviere mit frischem Blattsalat und gehackter Avocado.

Nährwertangabe pro Portion: Kcal: 170 Protein: 29g, Kohlenhydrate: 8, Fette: 11g

6. Griechischer Joghurt mit Müsli, Honig und Kiwi

Zutaten:

100g Griechischer Joghurt

1 EL Honig

¼ Tasse Müsli (Ich verwende Haferflocken mit getrockneten Früchten, aber das überlasse ich dir)

½ große Banane oder 1 kleine Banane, geschält und in Scheiben

2 EL Rosinen

2 EL Walnüsse, fein gehackt

Zubereitung:

Vermenge den Griechischen Joghurt mit Honig und rühre alles mit einem Löffel gut um. Gib Müsli sowie die Bananenscheiben hinzu und garniere mit Rosinen und fein gehackten Walnüssen.

Serviere direkt.

Nährwertangabe pro Portion: Kcal: 121 Protein: 19g, Kohlenhydrate: 16,7g, Fette: 4,5g

7. Spinat Omelette

Zutaten:

3 Eier, ganz und geschlagen, reich an Omega-3

½ Tasse frischer Ziegenkäse

½ Tasse Zwiebel, geschält und gehackt

1 Tasse frischer Spinat, fein gehackt

2 EL natives Olivenöl extra

Salz und Pfeffer zum Abschmecken

Zubereitung:

Erhitze das Olivenöl bei mittlerer Temperatur. Brate die Zwiebeln an, bis sie durchscheinend sind.

Schlage die Eier auf und verquirle sie mit einer Gabel. Gib etwas Salz und Pfeffer hinzu. Vermenge 1 Tasse frischen Spinat und ½ Tasse Hüttenkäse. Gib die Eier gleichmäßig in eine Pfanne und drehe die Hitze ab. Brate sie etwa 2 Minuten. Rühre dabei gelegentlich um.

Nährwertangabe pro Portion: Kcal: 470, Protein: 32g, Kohlenhydrate: 9,5g, Fette: 21g

8. Haferflocken mit Chiasamen und Leinsamen

Zutaten:

5 EL Haferflocken

1 Tasse fettreduzierte Milch

1 EL Chiasamen

1 EL Leinsamen, gehackt

2 EL Honig

½ TL Kakao

¼ TL Zimt, gemahlen

Zubereitung:

Vermenge die Zutaten (außer Honig) in einer Schüssel. Gib eine Tasse Milch hinzu und bringe sie zum Kochen. Rühre gut um und nimm den Topf dann vom Herd. Lass die Mischung auskühlen und rühre den Honig unter. Lass den Haferbrei etwa eine Stunde oder über Nacht im Kühlschrank stehen.

Garniere ihn mit frischen Früchten und Samen deiner Wahl. Serviere die Haferflocken kalt.

Nährwertangabe pro Portion: Kcal: 250 Protein: 15g, Kohlenhydrate: 35g, Fette: 9g

9. Heidelbeer-Haferflocken mit Leinsamen und Mandeln

Zutaten:

1 Tasse Haferflocken

1 Tasse Mandelmilch

1/3 Tasse Heidelbeeren

½ EL Honig

½ TL Vanilleextrakt (Pulverform)

¼ TL Salz

¼ TL Zimt

2 EL gemahlene Leinsamen

5-6 Mandeln, gehackt

Zubereitung:

Vermenge die Haferflocken in einem Topf mit Mandelmilch, Heidelbeeren, Vanilleextrakt, Salz und Zimt. Gib etwa ½ Tasse Wasser hinzu und bringe alles zum Kochen. Drehe die Hitze ab und lass die Masse 5-10 Minuten köcheln. Nimm den Topf vom Herd und lass die Haferflocken auskühlen. Rühre den Honig und die gemahlenen Leinsamen unter. Garniere mit Mandeln und serviere.

Nährwertangabe pro Portion: Kcal: 370 Protein: 22g, Kohlenhydrate: 41, Fette: 17g

10. Geröstete Avocado

Zutaten:

3 mittlere, reife Avocados, halbiert

6 Eier, reich an Omega-3

1 mittlere Tomate, fein gehackt

5 EL Olivenöl

2 TL getrockneter Rosmarin

Salz und Pfeffer zum Abschmecken

Zubereitung:

Heize den Backofen auf 180°C vor. Halbiere die Avocado und entferne das Fleisch aus der Mitte.

Lege ein Ei und die gehackte Tomate in jede Avocadohälfte und bestreue sie mit Rosmarin, Salz und Pfeffer.

Öle ein Backblech mit Olivenöl ein und leg die Avocados hinein. Verwende eine kleine Backform, damit die Avocados eng beieinanderliegen.

Stell die Backform etwa 15-20 Minuten in den Ofen.

Serviere mit Pitabrot aus Buchweizen.

Nährwertangabe pro Portion: Kcal: 280, Protein: 28g, Kohlenhydrate: 41g, Fette: 20g

Mittagessen-Rezepte

11. Vegetarische Linsen

Zutaten:

285g Linsen

1,5 EL Olivenöl

1 mittelgroße Karotte, geschält und in Scheiben

1 kleine Kartoffel, geschält und gewürfelt

1 Lorbeerblatt

¼ Tasse Petersilie, fein gehackt

½ EL Chilipulver

Salz zum Abschmecken

Zubereitung:

Erhitze das Olivenöl in einem tiefen Topf. Gib die Karottenscheiben, die gewürfelte Kartoffel und die Petersilie dazu. Mische alles gut um und brate sie etwa fünf Minuten auf höchster Stufe.

Füge nun Linsen, 1 Lorbeerblatt, etwas Salz und Chilipulver bei. Schütte 4 Tassen Wasser hinzu und drehe die Hitze ab. Koche die Mischung etwa eine Stunde, bis die Linsen weich sind.

Streue vor dem Servieren etwas Petersilie darüber.

Nährwertangabe pro Portion: Kcal: 180, Protein: 10g, Kohlenhydrate: 25g, Fette: 9g

12. Würziger Pilau mit Safran

Zutaten:

Große Prise qualitätsvoller Safranfäden

500ml kochendes Wasser

1 TL Salz

2 EL Leinsamenöl

2 EL Olivenöl

1 große Zwiebel, sehr fein gehackt

3 EL Pinienkerne

340g Langkornreis

55g Sultanine

6 Kardamomfrüchte, Schalen leicht geknackt

6 Nelken

¼ TL Pfeffer

Fein gehackter frischer Koriander oder glatte Petersilie als Garnitur

Zubereitung:

Röste die Safranfäden 2 Minuten in einer Bratpfanne bei mittlerer Temperatur, bis sie ihr typisches Aroma ausströmen. Rühre gelegentlich um. Gib sie im Anschluss direkt auf eine Platte.

Gib das kochende Wasser in einen Messbecher, rühre die Safranfäden und Salz ein. Lass die Mischung 30 Minuten einwirken.

Erhitze das Leinsamenöl und das Olivenöl in einem Dampfdrucktopf bei mittlerer-großer Hitze. Gib die Zwiebeln zu. Koche alles ohne Deckel etwa 5 Minuten, rühre immer wieder um.

Drehe die Hitze ab, rühre die Pinienkerne unter die Zwiebeln und koche die Mischung weitere 2 Minuten unter ständigem Rühren, bis die Nüsse eine goldene Farbe annehmen.

Rühre den Reis ein, bedecke alle Körner mit Öl. Rühre sie 1 Minute, füge dann Sultaninen, Kardamomfrüchte und Nelken bei. Rühre das Safran-Wasser unter und bring es zum Kochen. Leg den Deckel auf den Topf und stelle ihn 10 Minuten auf höchste Stufe.

Schüttle den Reis auf und gib die Gewürze darauf. Rühre die Kräuter unter und serviere.

Nährwertangabe pro Portion: Kcal: 361, Protein: 14g, Kohlenhydrate: 46g, Fette: 10g

13. Magerer Rosenkohl

Zutaten:

500g Rosenkohl, gehackt

5 mittlere Süßkartoffeln, fein gehackt

2 rote Zwiebeln, geschält und in Scheiben

¼ Tasse Limettensaft

1 EL frische Petersilie

3 EL Olivenöl

Zubereitung:

Gib 3 EL Olivenöl in einen tiefen Topf. Erhitze es bei mittlerer-hoher Hitze und gib die Zwiebelscheiben hinzu. Brate sie 2-3 Minuten, bis sie durchscheinend sind.

Gib Kartoffeln sowie Rosenkohl dazu und drehe die Hitze ab. Koche sie, bis die Kartoffeln weich sind.

Bestreue sie vor dem Servieren mit Zitronensaft und frischer Petersilie.

Nährwertangabe pro Portion: Kcal: 51, Protein: 7g, Kohlenhydrate: 22g, Fette: 7g

14. Rinder-Eintopf

Zutaten:

1kg Eintopf von weidenden Kühen, ohne Knochen

1 EL Natives Olivenöl extra

170g frische Tomatenpaste

2 Handvoll Babykarotten

2 geviertelte Süßkartoffeln

1 große Zwiebel, fein gehackt

1 Handvoll frische Champignons

½ EL Salz

1 Lorbeerblatt

2 ½ Tassen Rinderbrühe

½ Tasse frische grüne Erbsen

1 TL getrocknete Thymian

3 gehackte Knoblauchzehen

Zubereitung:

Nimm eine Bratpfanne und stell sie bei hoher Hitze auf. Erhitze das Olivenöl und gib das Rind dazu. Brate das Rind auf beiden Seiten, bis es braun ist. Eventuell musst du noch etwas Öl zugeben, je nachdem, wie lange es dauert, bis das Fleisch braun ist. Nimm das Fleisch vom Herd und gib sie in einen Dampfkochtopf. Brate in derselben Pfanne die Zwiebeln, drehe die Hitze auf mittlere Stufe ab. Brate die Zwiebeln etwa 5 Minuten.

Gib eine Tasse Wasser und Tomatenpaste in die Bratpfanne, um die letzten Rinder- und Zwiebelreste aufzunehmen. Verteile die Mischung anschließend über das Rindfleisch in dem Dampfkochtopf. Füge die restlichen Zutaten bei und rühre alles gut um, insbesondere wenn die Flüssigkeit sehr dickflüssig ist. Gib die frischen grünen Erbsen dazu und leg den Deckel auf den Topf. Drehe die Hitze hoch und koche alles 20 Minuten.

15. Warme Veggies

Zutaten:

285g frische Bohnen

225g Hühnerbrust, ohne Haut und Knochen

3 mittelgroße Tomaten, fein gewürfelt

3 mittelgroße Zwiebeln, geschält und fein gewürfelt

2 mittelgroße Karotten, geschält und in Scheiben

2 mittelgroße Zucchini, geschält und in Scheiben

3 EL Olivenöl

Handvoll fein gehackter Petersilie

Salz und Pfeffer zum Abschmecken

Zubereitung:

Schneide das Fleisch in mundgerechte Stücke. Lege es danach in einen tiefen Topf. Gib das Gemüse, Olivenöl, fein gehackte Petersilie sowie etwas Salz und Pfeffer hinzu. Gieße ausreichend lauwarmes Wasser dazu, damit die Zutaten bedeckt sind. Lege den Deckel auf den Topf und koche alles etwa eine Stunde bei mittlerer Temperatur.

VOR DEM SERVIEREN:

Garniere mit etwas Schlagsahne, aber das ist freiwillig.

Nährwertangabe pro Portion: Kcal: 165, Protein: 17g, Kohlenhydrate: 40g, Fette: 9g

16. Klassisches Gulasch

Zutaten:

1kg mageres Rindfleisch, in mundgerechte Stücke geschnitten

3 mittelgroße Kartoffeln, geschält und grob gewürfelt

1 kleine Zwiebel, geschält und fein gewürfelt

1 große Karotte, geschält und in Scheiben

½ Kohlkopf, geputzt

¼ Tasse Tomatensauce

2 Tassen Gemüsebrühe

¼ EL Chilipulver

Salz und Pfeffer zum Abschmecken

Olivenöl zum Braten

Zubereitung:

Erhitze in etwas Olivenöl in einem Dampfkochtopf (etwa 2-3 EL reichen aus). Gib die Zwiebeln dazu und brate sie einige Minuten an, bis sie goldbraun sind.

Füge nun die Tomatenpaste bei und rühre gut um. Koche sie einige Minuten und rühre gelegentlich um. Gib dann das Fleisch, die gewürfelten Kartoffeln, die Karottenscheiben und die Gemüsebrühe dazu. Bringe alles zum Kochen und gib den Deckel darauf. Lass es 45 Minuten auf höchster Stufe kochen.

Entferne mit einem Mal den Druck aus dem Dampfkochtopf. Reduziere die Hitze auf mittlere Stufe und koche alles Weitere 15 Minuten.

Sobald das Fleisch zart ist, gib den Kohl hinzu. Würze mit etwas Salz sowie Pfeffer und rühre gut um. Koche es etwa fünf Minuten oder länger und serviere!

Nährwertangabe pro Portion: Kcal: 271, Protein: 33g, Kohlenhydrate: 8,5g, Fette: 11,5g

17. Kürbis Eintopf

Zutaten:

595g süßes Kürbisfleisch, gewürfelt

2 mittelgroße Zwiebeln, geschält und fein gewürfelt

1 Knoblauchzehe

1 rote Paprika, fein gewürfelt

1 EL frische Tomatensauce

½ EL Chilipulver

2 Lorbeerblätter

1 Tasse Wasser

1 TL Thymian, getrocknet

Salz und Pfeffer zum Abschmecken

Öl zum Braten

Zubereitung:

Erhitze etwas Öl in einem tiefen Topf und gib die gewürfelte Zwiebel dazu. Brate sie zwei Minuten an und füge dann die gewürfelte Paprika, die Tomatensauce und Chilipulver zu. Brate das Gemüse an, bis die Paprika weich sind. Gib die restlichen Zutaten dazu und lege den Deckel darauf. Drehe die Hitze auf niedrigste Stufe und koche alles etwa eine Stunde.

Nährwertangabe pro Portion: Kcal: 374, Protein: 27,5g, Kohlenhydrate: 13,8g, Fette: 23g

18. Leichtes weißes Chili

Zutaten:

2 Tassen gekochte weiße Bohnen, frisch oder in der Dose

2 EL Allzweckmehl

2 EL Gemüsefett

1 kleine Zwiebel, gewürfelt

1 EL frische Petersilie

1 TL gemahlener Chilipfeffer

Salz zum Abschmecken

Zubereitung:

Schmelze das Gemüsefett bei offenem Deckel auf höchster Stufe und gib die Zwiebel hinzu. Brate sie einige Minuten, bis sie durchscheinend sind. Füge 2 EL Allzweckmehl bei und rühre alles 1 Minute um.

Gib dann 2 Tassen gekochte Bohnen, Petersilie, Chilipfeffer und Salz dazu. Du kannst dazu entweder frische Bohnen oder solche aus der Dose verwenden. Gib Wasser hinzu (genug um die Bohnen zu bedecken) und lege den Deckel auf den Topf. Lass alles 25 Minuten auf höchster Stufe kochen.

Nährwertangabe pro Portion: Kcal: 287, Protein: 14,6g, Kohlenhydrate: 30,5g, Fette: 14g

19. Heiße Bohnen

Zutaten:

1 Dose (400g) Bohnen

1 Dose (200g) süßer Mais

1 TL Tabascosauce

1 TL Chilipulver

1 EL gehackte Petersilie

3 EL Olivenöl

1 mittelgroße Zwiebel, geschält und gewürfelt

Zubereitung:

Erhitze das Öl in einen tiefen Topf bei mittlerer Hitze. Brate die Zwiebel einige Minuten. Gib den Chilipfeffer und etwa zwei EL Wasser dazu und koche alles weitere 10 Minuten.

Füge nun die Bohnen, den Mais und etwa ¼ Tasse Wasser hinzu. Reduziere die Hitze auf mittlere Stufe und gib den Deckel auf den Topf. Koche alles etwa eine Stunde oder bis die Bohnen zart sind.

Gib die gehackte Petersilie und die Tabascosauce hinzu. Das ist allerdings freiwillig.

KOCHTIPP:

Du kannst die Kochzeit verkürzen, indem du gekochte Bohnen verwendest.

Nährwertangabe pro Portion: Kcal: 240, Protein: 17g, Kohlenhydrate: 34g, Fette: 8g

20. Warme Bohnen mit Karotten

Zutaten:

680g Bohnen, eingeweicht

5 mittelgroße Karotten

2 mittelgroße Zwiebeln, geschält und fein gewürfelt

3 Knoblauchzehen, zerdrückt

1 kleine Chilipeperoni, fein gehackt

1 EL Chilipulver

Salz und Pfeffer zum Abschmecken

1 Lorbeerblatt

3 Tassen Wasser

Garnitur:

3 EL Allzweckmehl

3 EL Olivenöl

Zubereitung:

Weiche die Bohnen am Tag zuvor ein. Schütte das Wasser ab und trockne sie gut. Stell sie zur Seite.

Erhitze ein EL Olivenöl in einem Dampfkochtopf. Gib die gewürfelten Zwiebeln und den Knoblauch hinzu. Brate sie einige Minuten und füge die anderen Zutaten bei. Mische alles gut und gib den Deckel auf den Topf. Stell ihn 20 Minuten bei hoher Temperatur auf.

Entlasse mit einem Mal den Druck.

Gib in der Zwischenzeit zwei EL Olivenöl in eine Bratpfanne. Gib das Mehl dazu und rühre gut um. Brate sie einige Minuten, bis sie eine leicht goldene Farbe angenommen haben. Verteile die Mischung über die Bohnen und serviere.

Nährwertangabe pro Portion: Kcal: 80, Protein: 9g, Kohlenhydrate: 10g, Fette: 15g

21. Gegrillte Forelle mit Gemüse

Zutaten:

1kg frische Forelle

½ Tasse Olivenöl

Handvoll frischer Petersilie

Einige Rosmarinzweige

1 EL getrocknete Minze, gemahlene

3 Knoblauchzehen, zermahlen

¼ TL roter Pfeffer

Salz zum Abschmecken

Zubereitung:

Wasche und putze den Fisch. Schneide ihn längsweise und entferne die Eingeweide. Vermenge das Olivenöl mit der getrockneten Minze, den zermahlenen Knoblauchzehen und dem roten Pfeffer. Reibe den Fisch mit dieser Mischung ein und fülle ihn mit frischer Petersilie und Rosmarinzweigen.

Heize den elektrischen Grill ein und brate den Fisch etwa 5-7 Minuten auf jeder Seite.

Nährwertangabe pro Portion: Kcal: 123, Protein: 26g, Kohlenhydrate: 0g, Fette: 1g

22. Hühner-Pita mit frischem Gemüse

Zutaten:

1kg Allzweckmehl

2 EL trockene Hefe

1 EL Zucker

1 TL Salz

3,5 Tassen Wasser

1 EL schwarzer Kümmel

Zubereitung:

Vermische die trockene Hefe, den Zucker, das Salz und etwa ¼ Tasse warmes Wasser. Lass es etwa 20 Minuten kochen.

Vermenge das Allzweckmehl mit der Hefe-Mischung und etwas Wasser (genug um eine cremige Masse zu erhalten). Bedecke sie mit einem Leinentuch und stelle sie etwa 40 Minuten an einen warmen Ort.

Forme 8 gleich große Kugeln und presse sie leicht mit den Händen fest. Bestreue sie mit schwarzem Kümmel und backe sie 10 Minuten bei 200°C.

Für die Hühner-Füllung:

225g Hühnerbrust, ohne Haut und Knochen

1 mittelgroße Zwiebel, geschält und fein gewürfelt

5 EL Olivenöl

1 EL selbstgemachte Tomatenpaste (vgl. Rezept)

1 TL frischer Thymian, fein gehackt

1 TL schwarzer Kümmel

Salz und Pfeffer zum Abschmecken

Zubereitung:

Wasche und schneide das Fleisch in lange Streifen. Vermenge die anderen Zutaten in einer Schüssel. Gib das Fleisch dazu und decke es mit Folie ab. Lass es etwa eine Stunde ziehen.

Erhitze eine antihaftbeschichtete Pfanne bei mittlerer Hitze. Brate das Huhn (mit der Marinade) etwa 10-15 Minuten. Rühre gelegentlich um.

Befülle das Pitabrot mit der Mischung.

Joghurt-Garnitur:

Zutaten:

1 Tasse Griechischer Joghurt

1 Knoblauchzehe

1 EL Olivenöl

Salz zum Abschmecken

Zubereitung:

Vermenge die Zutaten in einer Schüssel. Bewahre sie im Kühlschrank auf und garniere jede Pita mit dieser Mischung.

Nährwertangabe pro Portion: Kcal: 527, Protein: 27,14g, Kohlenhydrate: 58,69g, Fette: 19,64g

23. Grillplatte

Zutaten:

1kg frischer Gemüsemix (Tomaten, rote Paprika, gelbe Paprika, Zwiebeln, Aubergine)

Für die Marinade:

2 Tassen Olivenöl

5 Knoblauchzehen

1 Tasse fein gehackter Petersilie

¼ Tasse frischer Thymian

Salz und Pfeffer zum Abschmecken

Zubereitung:

Vermenge die Zutaten für die Marinade in einer großen Schüssel. Wasche und schneide das Gemüse und lege es in die Marinade. Lass sie 20 Minuten ruhen.

Heize einen elektrischen Grill auf mittlere Temperatur ein. Grille das Gemüse dann einige Minuten.

Nährwertangabe pro Portion: Kcal: 162, Protein: 3g, Kohlenhydrate: 12g, Fette: 10g

24. Kefir Hackbällchen

500g Geschnetzeltes (70% Rinderbrust und 30% Lammschulter)

1 große Zwiebel, geschält und fein gehackt

1 EL fein gehackter, frischer Rosmarin

1 ganzes Eis

¼ Tasse Kefir

Salz und Pfeffer zum Abschmecken

etwa 2 EL Allzweckmehl

Öl

Für die Garnitur:

2 Tassen Kefir

3 Knoblauchzehen, zermahlen

1 EL frischer Rosmarin, fein gehackt

Salz zum Abschmecken

Zubereitung:

Vermenge die Zutaten in einer großen Schüssel. Gib etwa zwei EL Öl zur Mischung und forme mit deinen Händen die Hackbällchen.

Erhitze etwas Öl in einer großen Bratpfanne bei mittlerer-hoher Hitze. Brate die Hackbällchen etwa 10 Minuten, bis sie leicht angebrannt sind. Drehe die Hitze ab und lass sie abkühlen.

Vermenge zwei Tassen Kefir mit zermahlenem Knoblauch und frischem Rosmarin. Garniere die Hackbällchen damit.

Verzehre die Hackbällchen am besten kalt. Ich schlage vor, sie über Nacht in den Kühlschrank zu stellen.

Nährwertangabe pro Portion: Kcal: 60, Protein: 11,5g, Kohlenhydrate: 10g, Fette: 7g

25. Gegrillte Brasse

1 mittelgroße Brasse

1 Tasse Olivenöl

½ Zitrone, in Scheiben

¼ Tasse Zitronensaft

1 TL getrocknete Rosmarin, gemahlene

1 EL frische Petersilie, fein gehackt

3 Knoblauchzehen, zermahlen

¼ TL Meersalz

Zubereitung:

Wasche den Fisch und tupfe ihn mit einem Küchenpapier trocken.

Vermenge das Olivenöl, den Zitronensaft, den getrockneten Rosmarin, frische Petersilie, zermahlene Knoblauchzehen und Meersalz in einer großen Schüssel. Lass den Fisch die Marinade aufsaugen und stelle sie mindestens 30 Minuten in den Kühlschrank (es kann bis zu 2 Stunden im Kühlschrank bleiben).

Heize in der Zwischenzeit eine Grillpfanne bei mittlerer Hitze vor.

Nimm den Fisch aus dem Kühlschrank und grille ihn etwa 10 Minuten. Gib während des Grillens etwas Marinade über den Fisch (ein oder zwei EL gleichzeitig)

Nährwertangabe pro Portion: Kcal: 103, Protein: 16,7g, Kohlenhydrate: 0g, Fette: 4g

Suppenrezepte

26. Frische Linsensuppe

Zutaten:

2 Frühlingszwiebeln, fein gehackt

2 Karotten, in Scheiben

170g Linsen, eingeweicht

½ TL Salz

¼ TL Pfeffer

3 EL saure Sahne

Gemüseöl

Zubereitung:

Weiche die Linsen etwa eine Stunde vor dem Kochen ein.

Erhitze das Olivenöl bei mittlerer Temperatur in einem tiefen Topf. Gib die Frühlingszwiebeln hinzu und brate sie 2 Minuten an. Füge die Karottenscheiben hinzu. Würze mit Salz und Pfeffer und koche alles weitere 3-4 Minuten, rühre gelegentlich um.

Gib Linsen dazu, gieße 4 Tassen Wasser dabei und drehe die Hitze ab. Koche sie etwa 20 Minuten, bis die Linsen weich sind.

Garniere die Suppe vor dem Servieren mit saurer Sahne.

Nährwertangabe pro Portion: Kcal: 186, Protein: 10,5g, Kohlenhydrate: 26,5g, Fette: 4,5g

27. Karottensuppe

Zutaten:

5 große Karotten, in Scheiben

1 Tasse Gemüsebrühe

2 Tassen Wasser

¼ TL Meersalz

1 TL getrockneter Rosmarin

Zubereitung:

Vermenge die Zutaten in einem tiefen Topf. Erhitze sie auf mittlerer-hoher Stufe und bringe alles zum Kochen. Senke die Hitze auf niedrige Stufe ab und koche alles weitere 12 Minuten. Serviere.

Nährwertangabe pro Portion: Kcal: 95, Protein: 6g, Kohlenhydrate: 14,5g, Fette: 2g

28. Herbstsuppe

Zutaten:

3 mittelgroße Süßkartoffeln, in Scheiben

1 TL Meersalz

¼ TL Vanilleextrakt

2 Fenchelknollen, in Scheiben

425g pürierter Kürbis

1 große Zwiebel, in Scheiben

1 EL Kokosöl

5 Tassen Wasser

Zubereitung:

Schmelze das Kokosöl in einem tiefen Topf. Drehe die Hitze auf und gib die Zwiebel und die Fenchelknolle hinzu. Brate sie 3-5 Minuten.

Füge die restlichen Zutaten bei und drehe die Hitze ab. Leg den Deckel auf den Topf und brate sie weitere 10-15 Minuten.

Gib die Suppe in eine Küchenmaschine und rühre sie 20 Sekunden um.

VOR DEM SERVIEREN:

Garniere mit 1 EL saurer Sahne.

Nährwertangabe pro Portion: Kcal: 129, Protein: 5g, Kohlenhydrate: 22g, Fette: 3g

29. Kürbislauch-Suppe

Zutaten:

2 Lauch, gewaschen und geputzt

1kg Kürbis, gewürfelt und geschält

¼ TL schwarzer Pfeffer, gemahlen

1 EL Meersalz

1 TL Ingwer, geraspelt

1 Knoblauchzehe, zermahlen

3 Tassen Hühnerbrühe

2 EL Olivenöl

1 TL Kümmel

1 TL Ingwerpulver

Zubereitung:

Erhitze das Olivenöl in einem tiefen Topf. Gib gewürfelten Lauch, Knoblauch und ausreichend Wasser hinzu (bis alles bedeckt ist). Koche alles, bis der Lauch weich ist.

Rühre das Ingwerpulver und den Kümmel unter den Lauch und würze ihn. Brate ihn eine weitere Minute.

Gib die anderen Zutaten dazu und mische sie gut. Drehe die Hitze ab und koche sie 12 Minuten.

Nährwertangabe pro Portion: Kcal: 167, Protein: 9g, Kohlenhydrate: 32g, Fette: 3g

30. Einfache Bohnensuppe

Zutaten:

1 Tasse frische Bohnen, vorgekocht

3 Tassen Wasser

¼ TL Meersalz

1 TL getrocknete Minze

Zubereitung:

Vermenge die Zutaten in einer Küchenmaschine und rühre 30 Sekunden. Gib sie in einen tiefen Topf und gib zwei Tassen Wasser hinzu. Bringe alles zum Kochen und drehe die Hitze ab. Koche sie 5-7 Minuten.

Nährwertangabe pro Portion: Kcal: 137, Protein: 6,5g, Kohlenhydrate: 19g, Fette: 4g

31. Avocado-Minze-Suppe

Zutaten:

3 EL Natives Olivenöl extra

6 Frühlingszwiebeln, in Scheiben

1 Knoblauchzehe, zermahle

4 EL Mehl

3 Tassen Gemüsebrühe

2 reife Avocados

2-3 TL Zitronensaft

Prise geriebene Zitronenschale

150ml Milch

150ml Sahne

1-1½ EL frische gehackte Minze

Salz und Pfeffer

Zweige frischer Minze als Garnitur

Zubereitung:

Erhitze das Olivenöl in einem tiefen Topf. Gib die Zwiebeln und den Knoblauch hinein. Brate sie etwa 3 Minuten an, bis sie glasig sind.

Füge nun das Mehl bei und brate sie etwa eine Minute.

Gieße nun die Brühe bei und bringe alles zum Kochen. Dreh die Hitze auf kleinste Flamme und koche die Suppe weiter.

Bereite in der Zwischenzeit die Avocado vor – schäle sie und entferne den Kern. Schneide sie in mundgerechte Stücke. Gib sie in einen Topf, lege den Deckel darauf und lass sie zehn weitere Minuten köcheln.

Nimm den Topf vom Herd und lass ihn auskühlen.

Gib die Suppe dann in eine Küchenmaschine und rühre sie, bis eine geschmeidige Masse entsteht.

Rühre etwas Milch, Sahne, Zitronenschale, Zitronensaft und Minze ein.

Serviere.

Nährwertangabe pro Portion: Kcal: 109, Protein: 2g, Kohlenhydrate: 7,5g, Fette: 8g

32. Avocado-Gemüse-Suppe

Zutaten:

1 große, reife Avocado

2 EL Zitronensaft

1 EL Gemüseöl

130g süßer Mais in Dosen, abgetropft

2 Tomaten, gehäutet und entkernt

1 Knoblauchzehe, zermahlen

1 Lauch, gewürfelt

1 rote Chili, gewürfelt

410 ml Gemüsebrühe

150ml Milch

Klein gehackter Lauch als Garnitur

Zubereitung:

Schäle die Avocado und zerdrücke das Fruchtfleisch mit einer Gabel, rühre den Zitronensaft unter und stell es zur Seite, bis es benötigt wird.

Erhitze das Öl in einem großen Kochtopf. Gib Mais, Tomaten, Knoblauch, Lauch und Chili dazu. Sautiere alles auf niedriger Stufe 2-3 Minuten, bis das Gemüse zart ist.

Gib die Hälfte der Gemüsemischung in eine Küchenmaschine und rühre sie um. Füge die zerdrückte Avocado bei und vermenge alles, bis eine cremige Masse entsteht. Gib den Inhalt in einen sauberen Kochtopf.

Rühre die Gemüsebrühe, die Milch und das Gemüse unter und lass die Suppe auf niedriger Stufe 3-4 Minuten kochen, bis sie heiß ist. Gib sie in aufgewärmte Suppenteller, garniere mit Lauch und serviere sie direkt.

Tipp:

Servierst du die Suppe kalt, gib den Inhalt der Küchenmaschine in eine Schüssel und rühre die Gemüsebrühe, die Milch und das Gemüse unter. Leg den Deckel darauf und stelle sie mindestens 4 Stunden in den Kühlschrank.

Nährwertangabe pro Portion: Kcal: 167 Protein: 4g, Kohlenhydrate: 8g, Fette: 13g

33. Curry-Pastinaken-Suppe

Zutaten:

2 EL Gemüseöl

1 rote Zwiebel, gewürfelt

3 Pastinaken, gewürfelt

2 Knoblauchzehen, zermahlen

2 TL Garam Masala

½ TL Chilipulver

1 EL Mehl

150ml Gemüsebrühe

Gerieben Schale und Saft 1 Zitrone

Salz und Pfeffer

Zitronenschalenstreifen als Garnitur

Zubereitung:

Erhitze das Öl in einem großen Kochtopf. Gib die Zwiebel, die Pastinaken und den Knoblauch dazu. Sautiere sie 5-7 Minuten, bis das Gemüse weich ist, aber noch nicht seine Farbe verändert hat. Rühre gelegentlich um.

Füge das Garam Masala sowie Chilipulver bei und koche alles unter ständigem Rühren 30 Sekunden. Streue Mehl darüber, rühre gut um und koche sie weitere 30 Sekunden.

Rühre die Brühe, die Zitronenschale und den Zitronensaft ein und bring sie zum Kochen. Drehe die Hitze ab und lass die Suppe 20 Minuten köcheln.

Entferne die Gemüsestücke mit einem Löffel und stelle sie zur Seite. Verarbeite die restliche Suppe und das Gemüse etwa 1 Minute in einer Küchenmaschine oder mit einem Mixer, bis du Püree erhältst. Hast du beides nicht zur Hand, gib das Gemüse in ein Sieb und presse es mit der Rückseite eines hölzernen Löffels durch.

Gib die Suppe in einen sauberen Kochtopf und rühre das auf der Seite stehende Gemüse unter. Erhitze die Suppe 2 Minuten, bis sie heiß ist.

Würze mit Salz und Pfeffer und löffle sie dann in Suppenteller. Garniere sie vor dem Servieren mit Zitronenstreifen.

Nährwertangabe pro Portion: Kcal: 152 Protein: 3g, Kohlenhydrate: 10g, Fette: 8g

34. Vichyssoise

Zutaten:

3 große Lauch

3 EL Olivenöl

1 Zwiebel, in dünne Scheiben

55g Kartoffeln, gewürfelt

700ml Gemüsebrühe

2 TL Zitronensaft

Prise gemahlener Muskat

¼ TL gemahlener Koriander

1 Lorbeerblatt

1 Eigelb

150ml Sahne

Salz und weißer Pfeffer

Frisch geschnittener Schnittlauch als Garnitur

Zubereitung:

Bereite zuerst den Lauch zu. Schneide die Enden ab und hacke ihn fein.

Erhitze das Olivenöl in einer mittelgroßen Bratpfanne und gib Lauch hinzu. Gib die Zwiebeln dazu und brate sie einige Minuten an, bis sie glasig sind.

Gib die gewürfelten Kartoffeln, Brühe, Zitronensaft, Koriander, Muskat, Zitronensaft und Lorbeerblatt hinzu. Würze mit etwas Salz und Pfeffer und bringe alles zum Kochen. Drehe die Hitze ab und lass alles 25-30 Minuten köcheln.

Nimm den Topf vom Herd und lass ihn einige Zeit auskühlen. Gib den Inhalt in eine Küchenmaschine und verrühre alles.

Verquirle vorsichtig die Eier und die Sahne. Rühre gut um und erhitze die Suppe wieder.

Streue etwas Schnittlauch darüber und serviere.

Nährwertangabe pro Portion: Kcal: 208 Protein: 5g, Kohlenhydrate: 20g, Fette: 12g

35. Tomaten-Paprika-Suppe

Zutaten:

2 große rote Paprika

1 große Zwiebel, gewürfelt

2 Selleriestangen, geputzt und gewürfelt

1 Knoblauchzehe, zermahlen

480ml frische Gemüsebrühe

2 Lorbeerblätter

340g Flaschentomaten in Dosen

Salz und Pfeffer

2 Frühlingszwiebeln, fein geschnitten als Garnitur

Frisches Krustenbrot als Beilage

Zubereitung:

Heize den Grill vor, bis er heiß ist. Halbiere und entkerne die roten Paprika, lege sie auf einen Grillrost und brate sie 8-10 Minuten, bis sie weich sind und leicht angebrannt. Wende sie dabei gelegentlich.

Lass die rote Paprika auskühlen, und entferne vorsichtig die angebrannte Haut. Lege kleine Stücke des roten

Paprikafleisches zur Seite und garniere die Suppe später damit. Hacke den Rest klein und gib ihn in eine Bratpfanne. Gib die Zwiebel, Sellerie und Knoblauch dazu. Füge die Brühe und die Lorbeerblätter bei. Bringe sie zum Kochen, decke den Topf ab und lass die Suppe etwa 15 Minuten köcheln. Nimm sie dann vom Herd.

Nimm die Lorbeerblätter aus dem Topf und wirf sie weg. Rühre die Tomaten unter und gib sie in einen Mixer. Verarbeite sie einige Sekunden, bis sie püriert sind. Gib sie dann wieder zurück in den Topf.

Würze die Suppe und erhitze sie etwa 3-4 Minuten, bis sie heiß sind. Schöpfe die Suppe in vorgewärmte Teller und garniere sie mit den zur Seite gestellten Paprika und den Frühlingszwiebeln.

Serviere mit frischem Krustenbrot.

Tipp:

Wenn du eine gröbere Suppe bevorzugst, zerdrücke die Tomaten nur leicht mit einem Holzlöffel und überspringe das Pürieren.

Nährwertangabe pro Portion: Kcal: 52 Protein: 3g, Kohlenhydrate: 10g, Fette: 0,4g

Abendessenrezepte

36. Gegrillter Tintenfisch mit Mangoldgemüse

Zutaten:

500g frischer Tintenfisch

Olivenöl

Salz zum Abschmecken

1 TL getrockneter Rosmarin

Zubereitung:

Wasche und trockne die Tintenfische ab. Entferne die Köpfe und entferne die Innereien eines jeden Tintenfischs.

Vermenge in einer kleinen Schüssel das Olivenöl mit dem getrockneten Rosmarin und Salz. Rühre gut um. Verteile mit einem Küchenpinsel die Mischung über den Tintenfisch. Lass sie etwa 15 Minuten einwirken.

Heize eine Grillpfanne bei mittlerer-hoher Hitze vor. Brate die Tintenfische einige Minuten von jeder Seite. Serviere direkt im Anschluss!

Mangoldgemüse

Zutaten:

500g Mangoldgemüse

1 mittelgroße Kartoffel

½ Tasse Olivenöl

Salz zum Abschmecken

Wasser

Zubereitung:

Wasche das Mangoldgemüse und gib es in einen tiefen Topf. Gib so viel Wasser dazu, bis das Gemüse bedeckt ist und bringe es dann zum Kochen (etwa fünf Minuten lang). Drehe die Hitze ab und schütte das Wasser aus. Stell das Gemüse zur Seite.

Schäle und schneide die Kartoffel in kleine Würfel. Gib das Olivenöl in einen tiefen, großen Topf und gib etwa 1 Tasse Wasser hinzu. Lege die Kartoffel hinein und koche sie, bis sie weich ist. Das sollte etwa 15 Minuten dauern. Füge im Anschluss das Mangoldgemüse bei, rühre gut um und koche es weitere 10 Minuten. Serviere.

Nährwertangabe pro Portion: Kcal: 105, Protein: 12,9g, Kohlenhydrate: 11,8g, Fette: 1,1g

37. Geschmorter Lauch mit Rind

Zutaten:

6 große Lauchstangen

500g mageres Rindfleisch

1 Lorbeerblatt

1 Karotte, in Scheiben

Handvoll gehackter Sellerie

1 kleine Zwiebel, geschält und in Scheiben

¼ TL Pfeffer

Prise Salz

3 EL natives Olivenöl extra

2 EL Gemüseöl

¼ Tasse Weißwein

½ TL getrockneter Rosmarin

Zubereitung:

Fette den Boden eines Dampfkochtopfs mit 2 EL Gemüseöl ein. Würze das Fleisch mit etwas Salz und Pfeffer. Leg es in den Kochtopf. Gib die Zwiebeln, Karotte, Sellerie und 1

Lorbeerblatt hinzu. Gieße genügend Wasser dazu, damit die Zutaten bedeckt sind und lege den Deckel auf den Topf. Stelle den Kocher auf den höchsten Druck ein und reduziere später auf niedrigste Stufe. Koche alles 45 Minuten. Nimm den Topf herunter und stell ihn zur Seite.

Schneide den Lauch und entferne die ersten beiden Schichten. Schneide ihn in mundgerechte Stücke. Erhitze das Olivenöl auf mittlere-hohe Temperatur und brate den Lauch einige Minuten darin.

Nimm das Fleisch aus dem Kochtopf. Schneide es in kleinere Stücke und gib es in die Bratpfanne. Gieße ¼ Tasse Weißwein, getrockneten Rosmarin und etwas Salz darüber. Koche die Mischung weitere 10-12 Minuten.

Nährwertangabe pro Portion: Kcal: 420, Protein: 19g, Kohlenhydrate: 25g, Fette: 27g

Du kannst Rinderbrühe verwenden, um daraus eine Suppe zuzubereiten. Gib sie in einen tiefen Kochtopf und bringe alles zum Kochen. Gib eine Handvoll Suppennudeln dazu, ein EL gehackte Petersilie und koche alles etwa 3-4 Minuten. Serviere die Suppe warm.

Nährwertangabe pro Portion: Kcal: 79, Protein: 6g, Kohlenhydrate: 10g, Fette: 2g

38. Gegrillte Pute mit gekochten Kartoffeln und Olivenöl

Zutaten:

140g Putenbrust, ohne Knochen und Haut

1 Tasse Olivenöl

4 Knoblauchzehen

2 EL Apfelessig

5 EL frische Petersilie, fein gehackt

1 TL Oregano, getrocknete

½ TL Salz

Zubereitung:

Wasche und tupfe das Fleisch trocken. Stell es zur Seite.

Vermenge die restlichen Zutaten in einer großen Schüssel. Lege das Fleisch darin und mariniere es etwa eine Stunde.

Heize eine Grillpfanne vor und grille das Fleisch etwa 10 Minuten auf jeder Seite. Während des Grillens kannst du etwas Marinade darüber geben (1 EL reicht aus).

Du kannst das Fleisch mit gekochten Kartoffeln und Brokkoli servieren. Schäle die Kartoffel und schneide sie in

Scheiben. Gib sie in einen tiefen Topf und gib genügend Wasser hinzu, damit sie bedeckt sind. Koche sie, bis jede Scheibe zart ist. Nimm die Kartoffeln vom Herd und schütte das Wasser ab. Lass sie einige Zeit abkühlen.

Wiederhole in der Zwischenzeit den Prozess mit dem Brokkoli. Das dauert etwa 10 Minuten, bis er weich ist. Vermenge die Kartoffel mit Brokkoli, würze mit etwas Salz und Olivenöl.

Dieses Rezept gelingt unmöglich ohne Knoblauch. 1 zermahlene Knoblauchzehe ist ausreichend. Vermenge ihn mit Olivenöl, gib 1 EL fein gehackte Petersilie dazu und gieße alles über das Gemüse.

Nährwertangabe pro Portion: Kcal: 153, Protein:34g, Kohlenhydrate: 0g, Fette: 0,8g

39. Weiße Muscheln à la Buzara

Zutaten:

1kg frische Muscheln

3 Knoblauchzehen, zermahlen

55g Brotkrumen

½ Tasse Weißwein

½ Tasse Olivenöl

Handvoll fein gehackte Petersilie

½ Zitrone

Zubereitung:

Wasche und trockne jede Muschel ab.

Erhitze das Olivenöl in einem großen und tiefen Topf bei mittlerer-hoher Temperatur. Gib den zermahlenen Knoblauch hinzu und brate ihn etwa eine Minute an.

Gib die Muscheln dann in einen Kochtopf, füge Wein, fein gehackte Petersilie sowie Brotkrumen hinzu und lege den Deckel auf den Topf. Koche die Muscheln etwa 15 Minuten, bis sie sich öffnen.

Nährwertangabe pro Portion: Kcal: 101, Protein: 19,4, Kohlenhydrate: 1,3g, Fette: 1,5g

40. Buchweizen Pasta mit selbstgemachter Tomatensauce

Zutaten:

1 Packung Buchweizennudeln

3 große reife Tomaten

1 EL Olivenöl

2 Knoblauchzehen, zermahlen

½ TL getrockneter Oregano

¼ TL Salz

1 TL Zucker

Zubereitung:

Bereite die Nudeln nach Packungsanweisung zu. Schütte das Wasser ab und lass die Nudeln gut abtrocknen. Stelle sie zur Seite.

Schäle und würfle die Tomaten grob. Stell sicher, dass du die gesamte Flüssigkeit aufhebst.

Erhitze das Olivenöl auf mittlerer Stufe. Gib Knoblauch dazu und brate ihn einige Minuten an. Füge dann Tomaten, Oregano, Salz, Zucker und Oregano bei. Drehe die Hitze auf niedrige Stufe und koche sie, bis die Tomaten zart sind. Rühre ¼ Tasse Wasser unter und koche sie 10 weitere Minuten unter gelegentlichem Rühren. Drehe die Hitze ab, gib die Nudeln dazu und leg den Deckel darauf. Lass alles etwa 10 Minuten stehen, bevor du die Pasta servierst.

Serviere sie mit geriebenem Käse wie Parmesan, zermahlenem Knoblauch, fein gehackte Petersilie oder einer anderen Zutat deiner Wahl.

Nährwertangabe pro Portion: Kcal: 293, Protein: 9,87g, Kohlenhydrate: 53,62g, Fette: 3,99g

41. Meeresfrüchte Risotto

Zutaten:

1 Tasse brauner Reis

225g frische Meeresfrüchte

½ Tasse Erbsen, gekocht

1 kleine Tomate

½ Paprika, fein gehackt

1 EL gemahlene Kurkuma

Salz zum Abschmecken

Zubereitung:

Koche die Meeresfrüchte etwa 3-4 Minuten. Trockne sie und stell sie zur Seite.

Gib eine Tasse Reis und 3 Tassen Wasser in einen tiefen Topf. Bringe alles zum Kochen und koche den Reis etwa 10 Minuten, bis die Hälfte des Wassers verdampft ist.

Schäle und hacke in der Zwischenzeit die Tomate und die Paprika. Vermische sie mit den Erbsen in einer Schüssel und würze mit Salz.

Vermenge die Mischung mit Reis, füge die Meeresfrüchte sowie 1 EL gemahlene Kurkuma bei und koche alles, bis das gesamte Wasser verdampft ist. Du kannst das Risotto mit etwas geriebenem Parmesankäse servieren.

Nährwertangabe pro Portion: Kcal: 379, Protein:22,85, Kohlenhydrate: 40,03g, Fette: 13,06g

42. Lachs Cannelloni

Zutaten:

1 Packung Cannelloni (1kg)

3 EL natives Olivenöl extra

85g Allzweckmehl

2 EL Milch

8225g Ricotta

85g geriebener Parmesankäse

140g geräucherter Lachs, in dünne Scheiben

Gewürze zum Abschmecken

Zubereitung:

Bringe das Olivenöl, Mehl und die Milch langsam zum Kochen, rühre gelegentlich um, bis die Mischung dick wird. Gib die Hälfte der Sauce in eine Schüssel und vermenge sie mit Ricotta, Parmesan, Lachs und den Gewürzen. Befülle damit die Cannelloni und leg sie in eine Auflaufform. Bedecke sie mit der verbleibenden weißen Sauce und stell die Form 40 Minuten in den Backofen, bis die Cannelloni goldbraun sind.

Nährwertangabe pro Portion: Kcal: 351, Protein:24, Kohlenhydrate: 42g, Fette: 17g

43. Kohlrouladen mit Pute und Reis

Zutaten:

500g frische Kohlblätter

1 mittleres Putenfilet, ohne Knochen und Haut

½ Tasse Reis, gekocht

1 mittlere Tomate

1 EL frische Petersilie, gehackt

¼ TL Meersalz

¼ TL schwarzer Pfeffer, gemahlen

5 EL Olivenöl

Zubereitung:

Wasche und tupfe das Fleisch trocken. Schneide das Fleisch mit einem scharfen Messer in kleine Stücke. Falls dir das zu viel Arbeit ist, verwende einfach Geschnetzeltes.

Wasche, schäle und hacke die Tomate klein. Lege sie in eine große Schüssel. Vermenge sie mit dem Fleisch, Reis, Petersilie, Salz und Pfeffer. Füge der Mischung etwa zwei EL Olivenöl bei. Verteile etwa zwei EL der Mischung in die

Mitte jedes Kohlblattes. Rolle die Blätter auf und befestige sie mit Klammern.

Gib nun das verbleibende Öl in einen tiefen Topf. Lege die Rouladen vorsichtig hinein und gieße etwa 1 Tasse Wasser darüber. Gib den Deckel auf den Topf und koche die Rouladen auf niedriger Stufe etwa eine Stunde.

Nährwertangabe pro Portion: Kcal: 117, Protein:8,81g, Kohlenhydrate: 8,97g, Fette: 5,31g

44. Fischeintopf mit selbstgemachte Polenta

Zutaten:

1 Tasse geröstete Tomatenscheiben

1kg gemischter Fisch (Makrele, Wittling, Lachs)

1 EL getrockneter Basilikum

6 Tassen Fischbrühe

Salz und Pfeffer zum Abschmecken

6 EL selbstgemachte Tomatenpaste

6 gehackte Selleriestangen

3 gewürfelte Karotten

½ Tasse Olivenöl

1 fein gehackte Zwiebel

6 Knoblauchzehen, zermahlen

½ Tasse Champignons

Zubereitung:

Erhitze das Olivenöl in einer Bratpfanne, auf mittlerer Stufe. Gib die gehackte Sellerie, Zwiebeln, und Karotten bei. Rühre gut um und brate alles etwa 10 Minuten. Nimm dem Topf vom Herd und gib den Inhalt in einen tiefen Topf. Füge die verbleibenden Zutaten hinzu und koche sie etwa 15 Minuten bei mittlerer Stufe.

Selbstgemachte Polenta

Zutaten:

1200g Maismehl

5 Tassen Wasser

5 EL Olivenöl

Prise Salz

Zubereitung:

Bringe fünf Tassen Wasser zum Kochen. Gib Salz sowie Olivenöl hinzu und drehe die Hitze etwas herunter. Rühre das Maismehl unter. Koche die Mischung, bis sie dick wird, rühre dabei oft um. Nimm den Brei vom Herd und serviere ihn.

Nährwertangabe pro Portion: Kcal: 128, Protein: 1,7g, Kohlenhydrate: 15,3g, Fette: 6,9g

45. Gekochte Kartoffeln mit Olivenöl

Zutaten:

2 mittelgroße Kartoffeln, gekocht

5 Frühlingszwiebeln, fein gehackt

1 kleine rote Zwiebel, geschält und in Scheiben

Olivenöl zum Abschmecken

Salz zum Abschmecken

Pfeffer zum Abschmecken

Zubereitung:

Bringe zuerst die Kartoffeln zum Kochen. Schäle sie und spüle sie einmal ab. Schneide sie in Stücke und gib sie in einen tiefen Topf. Bedecke sie mit ausreichend Wasser. Bringe alles zum Kochen und koche sie etwa 15 Minuten, bis die Kartoffeln zart sind. Drehe die Hitze ab und schütte das Wasser ab. Lass es einige Zeit abkühlen.

Bereite in der Zwischenzeit die Zwiebeln zu. Schneide die Enden ab und entferne die äußeren beiden Schichten. Hacke sie fein und vermenge sie mit den Kartoffeln.

Schäle und schneide die Zwiebeln in Scheiben. Gib sie zur Salatmischung. Würze mit Olivenöl, Salz und Pfeffer. Du kannst auch einigen Tropen frischer Zitronensaft darüber träufeln, wenn du magst.

Serviere kalt.

Nährwertangabe pro Portion: Kcal: 357, Protein: 7g, Kohlenhydrate: 28g, Fette: 20g

46. Griechischer Oktopus

Zutaten:

500g frischer Oktopus

1 kleine Zwiebel, fein gehackt

Einige reife Cherrytomaten

Einige schwarze und grüne Oliven

1 EL Kapern

¼ Tasse Olivenöl

1 EL fein gehackte Petersilie

Salz zum Abschmecken

Zubereitung:

Leg den Oktopus in einen Dampfkochtopf. Gib 2 Tassen Wasser hinzu und lege den Deckel darauf. Koche ihn etwa 40-45 Minuten. Drehe die Hitze dann ab und lass den Oktopus etwas abkühlen. Schneide ihn danach in mundgerechte Stücke und stelle ihn zur Seite.

Erhitze zwei EL Olivenöl in einer großen Bratpfanne. Gib Zwiebeln dazu und brate sie fünf Minuten an. Füge Petersilie und den Oktopus hinzu. Rühre gut um und brate sie etwa fünf weitere Minuten. Drehe die Hitze ab und gib alles in eine Schüssel. Rühre die halbierten Cherrytomaten, Oliven sowie Kapern unter und würze sie mit dem restlichen Olivenöl und Salz.

Bewahre alles mindestens eine Stunde im Kühlschrank auf, bevor du den Oktopus servierst.

Serviere den Salat mit einigen gekochten Kartoffeln, Mangoldgemüse oder Lauch.

Nährwertangabe pro Portion: Kcal: 188, Protein: 20,7g, Kohlenhydrate: 5,6g, Fette: 8,9g

47. Meeresfrüchte Pasta

Zutaten:

1 Packung Buchweizennudeln

500g frisch Meeresfrüchtemix

4 EL Olivenöl

2 Knoblauchzehen, zermahlen

1 kleine Zwiebel, geschält und fein gehackt

½ TL getrockneter Oregano

¼ TL Salz

Zubereitung:

Bereite die Nudeln nach Packungsanweisung zu. Schütte danach das Wasser ab und stelle sie zur Seite.

Erhitze das Olivenöl auf mittlerer Stufe. Gib Zwiebeln und Knoblauch hinzu und brate sie einige Minuten an, bis sie glasig sind. Füge dann die Meeresfrüchte, Oregano und Salz bei. Senke die Hitze und koche alles, bis die Meeresfrüchte weich sind. Teste dies am Oktopus, da er am längsten braucht, um weich zu werden.

Drehe die Hitze ab, rühre die Nudeln unter und gib den Deckel darauf. Lass den Topf 10 Minuten ruhen, bevor du die Pasta servierst.

48. Linsen mit Olivenöl

Zutaten:

1 Tasse gekochte Linsen

2 gekochte Eier

1 kleine Aubergine

1 große rote Zwiebel

½ Tasse grüne Zwiebeln, gewürfelt

¼ Tasse fettreduzierte Schlagsahne

¼ Tasse Zitronensaft

2 EL Olivenöl

1 EL gehackte Petersilie

Zubereitung:

Koche zuerst die Linsen. Verwende dazu 3 Tassen Wasser auf 1 Tasse getrockneter Linsen. Die gekochten Linsen werden ihre Größe verdoppeln. Beachte das beim Kochen. Bring das Wasser zum Kochen, reduziere die Hitze auf mittlere Stufe und leg den Deckel darauf. Koche alles etwa 15-20 Minuten. Nimm den Topf vom Herd und schütte das Wasser ab.

Schäle und wachse die Aubergine. Schneide sie in dünne Scheiben und vermenge sie mit der fettreduzierten Sahne, Zitronensaft und Olivenöl. Rühre alles mit einem elektrischen Mixer oder einer Küchenmaschine, um eine cremige Masse zu erhalten. Stelle sie zum Kühlen etwa 30 Minuten in den Kühlschrank. Schneide in der Zwischenzeit das Gemüse in dünne Scheiben. Mische sie mit den Linsen und der Auberginenmousse. Streue etwas Petersilie darüber und serviere.

Nährwertangabe pro Portion: Kcal: 252, Protein: 34,5g, Kohlenhydrate: 47g, Fette: 13g

49. Gegrillte Garnelen mit Brokkoli

Zutaten:

500g gefrorene Garnelen

250g frischer Brokkoli

Gemüseöl

Salz zum Abschmecken

Zubereitung:

Erhitze etwas Olivenöl in einer tiefen Bratpfanne bei hoher Stufe. Lege die Garnelen hinein und brate sie einige Minuten, bis sie Farbe annehmen und knusprig sind.

Nimm die Garnelen aus der Pfanne und tupfe sie mit Küchenpapier ab, um das austretende Öl aufzufangen. Gib dann den Brokkoli in die gleiche Pfanne und brate ihn etwa 5 Minuten an. Richte alles auf einem Teller an und streue etwas Salz darüber. Serviere im Anschluss.

Nährwertangabe pro Portion: Kcal: 224, Protein: 27,1g, Kohlenhydrate: 10g, Fette: 5g

50. Hackbällchen mit Zwiebeln und Rosmarin

Zutaten:

500g Hackfleisch (70% Rind und 30% Lamm)

1 große Zwiebel, geschält und fein gehackt

1 EL fein gehackter, frischer Rosmarin

1 ganzes Ei

Salz und Pfeffer zum Abschmecken

etwa 2 EL Reismehl

Öl

Zubereitung:

Vermenge die Zutaten in einer großen Schüssel. Gib etwa zwei EL Öl zur Mischung und forme mit deinen Händen darauf die Hackbällchen.

Erhitze etwas Öl in einer großen Bratpfanne bei mittlerer-hoher Temperatur. Brate die Hackbällchen etwa 10 Minuten, bis sie leicht angebrannt sind. Nimm sie aus der Pfanne und serviere sie.

Nährwertangabe pro Portion: Kcal: 57, Protein: 3,47g, Kohlenhydrate: 2,12, Fette: 3,69g

Salatrezepte

51. Linsensalat

Zutaten:

1 Tasse gekochte Linsen

1 mittelgroße rote Paprika

½ Tasse süßer Mais

Handvoll Rotkohl, in Stücken

Handvoll Blattsalat, geputzt

½ TL Salz

¼ TL schwarzer Pfeffer, frisch gemahlen

2 EL Olivenöl

1 EL Sesamsamen

Zubereitung:

Koche zuerst die Linsen. Verwende dazu 3 Tassen Wasser auf 1 Tasse getrockneter Linsen. Beim Kochen verdoppelt sich die Größe der Linsen. Achte darauf während des Kochens. Bringe das Wasser zum Kochen, drehe die Hitze auf mittlere Stufe und leg den Deckel auf den Topf. Koche sie etwa 15-20 Minuten. Nimm den Topf vom Herd und schütte das Wasser ab. Gib die Linsen in eine Schüssel.

Rühre nun die anderen Zutaten unter, würze mit Salz, Pfeffer sowie Olivenöl und streue Sesamsamen darüber. Rühre gut um.

Nährwertangabe pro Portion: Kcal: 184 Protein: 23g, Kohlenhydrate: 27g, Fette: 11g

52. Griechischer Salat

Zutaten:

1 Tasse frischer Ziegenkäse

1 ganzes Ei, gekocht

½ Tasse Rotkohl, in Stücken

Einige Blätter Blattsalat

1 kleine Tomate, gewürfelt

1 kleine Zwiebel, geschält und in Scheiben

½ Gurke, geschält und in Scheiben

½ rote Paprika, in Streifen

einige Oliven

1 kleine Chilipeperoni

¼ Tasse Olivenöl

1 TL Senf

1 EL fein gehackte Petersilie

1 Knoblauchzehe, zermahlen

¼ TL Meersalz

Schwarzer Pfeffer zum Abschmecken

Zubereitung:

Vermenge das Olivenöl mit Senf, fein gehackter Petersilie und einer Knoblauchzehe. Würze mit etwas Salz und Pfeffer und rühre gut um.

Richte das Gemüse auf einer Servierplatte an. Träufle etwas Olivenöldressing darüber und serviere im Anschluss.

Nährwertangabe pro Portion: Kcal: 299 Protein: 35g, Kohlenhydrate: 22g, Fette: 26g

53. Wildspargel mit Thunfisch und Knoblauch

Zutaten:

225g frischer, Wildspargel

1 (155g) Thunfischsteak

2 Knoblauchzehen

2 EL Gemüseöl, zum Braten

¼ TL frisch gemahlener weißer Pfeffer

4 EL natives Olivenöl extra

¼ TL Salz

Schwarze Oliven zur Dekoration

Zubereitung:

Erhitze zwei EL natives Olivenöl extra bei mittlerer-hoher Hitze. Würze das Thunfischsteak mit etwas Salz und weißem Pfeffer. Brate es fünf Minuten auf jeder Seite.

Nimm die Steaks anschließend aus der Pfanne und lass sie etwas auskühlen. Schneide sie dann in kleine Stücke.

Wasche und schneide den Spargel in 1 cm lange Stücke. Erhitze 2 EL Olivenöl auf mittlerer-hoher Stufe. Füge den Spargel bei und brate sie einige Minuten an. Drehe die

Hitze ab und tupfe mit Küchenpapier das austretende Öl ab. Richte den Spargel auf einer Servierplatte an und garniere mit Thunfisch. Würze mit etwas Salz und schwarzen Oliven.

Nährwertangabe pro Portion: Kcal: 160 Protein: 18g, Kohlenhydrate: 16,5g, Fette: 11g

54. Knusprige Bohnen mit Limette

Zutaten:

½ rote Zwiebel, geschält und in Scheiben

55g grüne Bohnen, gehackt

3 Cherrytomaten, halbiert

3 Streifen roter Paprika

Für das Dressing:

¼ Tasse frischer Limettensaft

3 EL Olivenöl

1 TL Honig

½ kleine Schallote, gewürfelt

1 Knoblauchzehe, zermahlen

¼ TL Salz

Zubereitung:

Vermenge den Limettensaft mit Honig. Rühre mit einer Gabel gut um. Füge langsam und unter ständigem Rühren das Olivenöl bei. Gib dann die gewürfelten Schallote, die zermahlene Knoblauchzehe und Salz hinzu. Stelle alles zur Seite

Vermenge die Zutaten in einer mittelgroßen Schüssel. Gib das Dressing darüber und rühre gut um. Serviere kalt.

Nährwertangabe pro Portion: Kcal: 141 Protein: 3,5g, Kohlenhydrate: 21g, Fette: 6,5g

55. Gegrillter Hühnchensalat

Zutaten:

2 Hühnerbrust, ohne Knochen und Haut

¼ Tasse Seidentofu, in Scheiben

1 Tasse Feldsalat

1 Tasse Cherrytomaten

½ Tasse Champignons, in Scheiben

1 kleine Zucchini, gewürfelt

¼ TL Salz

1/5 TL roter Pfeffer, gemahlen

2 EL Olivenöl

Zubereitung:

Wasche und tupfe das Fleisch mit etwas Küchenpapier trocken. Schneide es dann in mundgerechte Stücke. Schäle und würfle die Zucchini.

Ich bereite den Salat gerne in einer großen Grillpfanne vor. Erhitze etwas Olivenöl bei hoher Temperatur und gib das gehackte Hühnerfleisch dazu. Rühre gut um und brate es etwa 5-10 Minuten. Füge nun die Zucchinischeiben und die

Champignons bei. Rühre erneut um und koche alles weitere fünf Minuten. Drehe die Hitze ab lass alles einige Zeit abkühlen.

Halbiere in der Zwischenzeit die Cherrytomaten und vermenge sie mit dem Feldsalat und dem Seidentofu. Gib die Hühnermischung dazu und würze mit Salz und rotem Pfeffer.

Nährwertangabe pro Portion: Kcal: 233 Protein: 26g, Kohlenhydrate: 15g, Fette: 11g

56. Blattsalat mit Walnüssen

Zutaten:

2 Tassen Blattsalat, gehackt

1 große Orange

¼ Tasse Walnüsse

¼ Tasse Datteln, fein gehackt

1 EL frischer Zitronensaft

Zubereitung:

Vermenge die Zutaten in einer großen Schüssel und würze sie mit Zitronensaft. Rühre gut um und serviere kalt.

Nährwertangabe pro Portion: Kcal: 148 Protein: 12g, Kohlenhydrate: 21g, Fette: 8,3g

57. Wildlachssalat mit Blattsalat und frischer Limette

Zutaten:

285g Wildlachsfilet, ohne Knochen

1 Lorbeerblatt

200g Blattsalat, geputzt

1 mittelgroße Gurke, in Scheiben

2 gekochte Eier

½ Tasse fettreduzierte saure Sahne

1 EL Dijonsenf

1 EL natives Olivenöl extra

2 EL frischer Limettensaft

½ TL Salz

Zubereitung:

Lege die Lachsfilets in einen Topf. Gib Lorbeerblatt und ausreichend Wasser hinzu, um diese zu bedecken. Bringe alles zum Kochen und drehe die Hitze ab. Koche sie 10 Minuten. Nimm den Topf vom Herd, schütte das Wasser ab und schneide die Filets in mundgerechte Stücke.

Bringe in der Zwischenzeit die Eier zum Kochen. Leg die Eier dann vorsichtig in einen Topf mit kochendem Wasser. Du kannst ein Teelöffel Backnatron hinzugeben, wenn du möchtest, damit sich die Eier leichter pellen lassen. Koche sie 7-10 Minuten. Schütte das Wasser ab und lass sie auskühlen. Schäle die Eier, schneide sie in Scheiben und lege sie auf eine Servierplatte. Gib die Gurkenscheiben und den Lachs dazu. Stell die Platte zur Seite.

Vermenge die saure Sahne in einer kleinen Schüssel mit Dijonsenf, Nativem Olivenöl extra, frischem Limettensaft und Salz. Träufle die Mischung über den Salat und serviere.

Nährwertangabe pro Portion: Kcal: 350, Protein: 27,5g, Kohlenhydrate: 16g, Fette: 19,5g

58. Kichererbsensalat

Zutaten:

½ Tasse gekochte Linsen

½ Tasse gekochte Kichererbsen

½ rote Zwiebel, fein gehackt

1 Tasse Blattsalat, fein gehackt

3 EL frischer Zitronensaft

2 EL Olivenöl

Zubereitung:

Koche zuerst die Linsen. Auf ½ Tasse getrocknete Linsen kommt 1 ½ Tasse Wasser, weil die Linsen ihre Größe verdoppeln werden. Bringe alles zum Kochen, drehe die Hitze ab und koche sie etwa 15-20 Minuten, bis die Linsen weich sind. Nimm den Topf vom Herd und schütte das Wasser ab. Lass sie einige Zeit abkühlen.

Gib alle Zutaten in einer Schüssel und rühre gut um. Füge vor dem Servieren drei EL frischer Zitronensaft und zwei EL Olivenöl hinzu. Rühre gut um, bis alles damit bedeckt ist.

Nährwertangabe pro Portion: Kcal: 249, Protein: 8g, Kohlenhydrate: 26g, Fette: 14g

59. Italienischer Meeresfrüchtesalat

Zutaten:

Frische Salatblätter, geputzt

1 kleine Gurkenscheiben

½ rote Paprika, in Scheiben

1 Tasse frischer Meeresfrüchtemix

1 Zwiebel, geschält und fein gewürfelt

3 Knoblauchzehen, zermahlen

¼ Tasse frischer Orangensaft

5 EL natives Olivenöl extra

Salz zum Abschmecken

Zubereitung:

Erhitze 3 EL natives Olivenöl extra bei mittlerer-hoher Hitze. Gib die gewürfelte Zwiebel und den zermahlenen Knoblauch hinzu. Brate sie etwa 5 Minuten an. Reduziere dann die Hitze auf kleine Flamme und füge 1 Tasse gefrorene Meeresfrüchte bei. Leg den Deckel auf den Topf und koche sie etwa 15 Minuten, bis sie zart sind. Nimm den Topf vom Herd und lass sie abkühlen.

Vermenge in der Zwischenzeit das Gemüse in einer Schüssel. Rühre die verbleibenden 2 EL Olivenöl, frischer Orangensaft und etwas Salz unter. Rühre alles gut um

Verteile die Mischung über die Meeresfrüchte und serviere im Anschluss.

Nährwertangabe pro Portion: Kcal: 170 Protein: 17g, Kohlenhydrate: 4g, Fette: 11g

60. Frühlingssalat

Zutaten:

½ Tasse Blattsalat, fein gehackt

½ Tasse süßer Mais

1 rote Paprika, in Scheiben

½ grüne Paprika, in Scheiben

5 Cherrytomaten, halbiert

½ rote Zwiebel, geschält und in Scheiben

1 TL getrockneter Rosmarin, zermahlen

Einige Tropfen frischer Limettensaft

Zubereitung:

Wasche und halbiere die Paprika. Entferne die Kerne und das Fruchtfleisch. Schneide sie in dünne Streifen.

Schäle und würfle die Zwiebel.

Richte das Gemüse auf einer großen Servierplatte an. Du kannst auch mit den Farben spielen und Zutaten deiner Wahl hinzufügen. Streue etwas Rosmarin darüber und träufle frischer Limettensaft darauf. Serviere im Anschluss.

Nährwertangabe pro Portion: Kcal: 35, Protein: 3g, Kohlenhydrate: 7g, Fette: 1g

Dessertrezepte

61. Leichtes Bananen-Dessert

Zutaten:

1 große Banane

1 EL Ahornsirup

1 EL fettreduzierte Sahnehaube

1 EL fettreduziertes Kakaopulver

Zubereitung:

Schäle und schneide die Banane in mundgerechte Stücke. Gib alles in eine Dessertschüssel. Rühre vorsichtig den Ahornsirup unter, gib die Sahnehaube darüber und verteile die Banane darauf. Bestreue das Dessert mit etwas Kakaopulver. Serviere kalt.

Nährwertangabe pro Portion: Kcal: 287, Protein: 13g, Kohlenhydrate: 51g, Fette: 4g

62. Heidelbeer-Muffins

Zutaten:

2 Tassen Haushaltsmehl

1 EL Backpulver

½ TL Salz

½ Tasse Zucker

1 Tasse Milch

½ Tasse Wasser

2 Eier

¼ Tasse Canola-Öl

½ Tasse frische Heidelbeeren

Muffinformen

Zubereitung:

Heize den Backofen auf 180°C vor.

Vermische alle trockenen Zutaten in einer großen Schüssel. Rühre die Eier, das Canola-Öl, Zucker, Milch und Wasser unter. Vermische alles mit einem elektrischen Mixer. Gib dann die Heidelbeeren hinzu und rühre alles gut um. Forme die Muffins mit dieser Mischung und gib sie in die Muffinformen. Gib sie auf ein Backbleck, welches zuvor mit Backpapier ausgelegt wurde. Backe die Muffins etwa 20-25 Minuten.

Nährwertangabe pro Portion: Kcal: 265, Protein: 1,5g, Kohlenhydrate: 21g, Fette: 18g

63. Kirsch-Parfait

Zutaten:

2 EL Kirschextrakt

2 Tassen Milch

2 EL fettreduzierte Sahne

1 ganzes Ei

2 Eiweiß

1 EL Honig

½ Tasse frische Kirschen

Zubereitung:

Erwärme die Milch vorsichtig auf niedriger Stufe. Gib die Sahne dazu und rühre gut um. Lass sie nicht kochen! Drehe die Hitze ab und füge den Kirschextrakt bei. Rühre gut um, bis die Sahne aufgegangen ist. Stell den Topf zur Seite und lass den Inhalt einige Zeit abkühlen. Gib dann das Ei und das Eiweiß, Honig und frische Kirschen hinzu. Rühre einige Minuten gut um und verteile die Masse in große Gläser. Stell sie über Nacht in die Gefriertruhe und serviere.

Nährwertangabe pro Portion: Kcal: 380, Protein: 4g, Kohlenhydrate: 58,5g, Fette: 14,5g

64. Gefrorene Sahne mit Heidelbeeren

Zutaten:

1 Tasse fettreduzierte Sahne

1 Tasse frische Heidelbeeren

¼ Tasse leichte Milch

2 Eiweiß

1 EL Honig

1 TL brauner Zucker

Zubereitung:

Vermenge die Zutaten in einer großen Schüssel. Vermische alles mit einer Gabel. Stell die Schüssel etwa 30 Minuten in eine Gefriertruhe. Die cremige Masse ist eine perfekte, gesunde Alternative zur Eiscreme.

Nährwertangabe pro Portion: Kcal: 92,5, Protein: 1,5g, Kohlenhydrate: 17,5g, Fette: 3g

65. Türkischer Milchreis

Zutaten:

½ Tasse ungekochter Reis

2 Tassen Milch

¼ TL Salz

1 TL Zimt

½ EL zuckerfreier Vanilleextrakt

Zubereitung:

Bereite den Reis nach Packungsanweisung zu. Bringe 2 Tassen Milch in einem mittelgroßen Kochtopf zum Kochen. Gib den gekochten Reis, Salz sowie Vanilleextrakt dazu und rühre gut um. Koche alles etwa 20 Minuten, bis du eine cremige Masse erhältst. Rühre etwas Zimt unter und nimm den Topf vom Herd. Stelle es vor dem Servieren in den Kühlschrank.

Nährwertangabe pro Portion: Kcal: 163,5, Protein: 4g, Kohlenhydrate: 28,5g, Fette: 3,5g

66. Kirschdessert

Zutaten:

2 Tasse frische Kirschen

4 Tassen Wasser

5 EL brauner Zucker

1 Tasse Maisstärke

Zubereitung:

Koche das Wasser und gib den Zucker dazu. Rühre einige Minuten um und füge die Kirschen bei. Koche alles etwa 15 Minuten. Rühre die Maisstärke unter und koche weitere 2 Minuten. Gib das Dessert in eine Schüssel und lass es abkühlen.

Nährwertangabe pro Portion: Kcal: 80, Protein: 1g, Kohlenhydrate: 25g, Fette: 1g

67. Vanillecreme mit Erdbeeren

Zutaten:

3 große Bananen

2 Tassen leichte Milch

½ Tasse Wasser

1 TL zuckerfreier Vanilleextrakt

1 TL Zimt

1 EL Maisstärke

1 Tasse frische Erdbeeren

¼ Tasse frische Heidelbeeren

½ Tasse fettreduzierte Sahnehaube

Zubereitung:

Gieße die Milch in einen mittelgroßen Topf. Bringe alles vorsichtig auf niedriger-mittlerer Stufe zum Kochen. Schäle in der Zwischenzeit die Banane und zerdrücke sie mit einer Gabel. Gib alles in einer Schüssel und füge den Vanilleextrakt und Zimt hinzu. Rühre gut um und vermenge alles mit der Milch. Wenn du möchtest, kannst du auch etwas Wasser zugeben.

Koche alles etwa fünf Minuten, rühre dabei gelegentlich um. Gib Maisstärke bei und rühre gut um. Nimm den Topf vom Herd und rühre einige Minuten um.

Lass die Mischung abkühlen und stell sie in den Kühlschrank. Lass sie dort eine Stunde stehen, bevor du das Dessert servierst.

Garniere mit frischen Erdbeeren, Heidelbeeren, und der Sahnehaube.

Nährwertangabe pro Portion: Kcal: 180, Protein: 6,5g, Kohlenhydrate: 29g, Fette: 5,5g

68. Avocado und Kakaomousse

Zutaten:

1 mittlere reife Avocado, geschält und entkernt

4 Bananen

1 ½ Tasse Milch

1 TL Vanilleextrakt

1 EL Maisstärke

1 EL Kakao

1 EL brauner Zucker

Zubereitung:

Vermische die Zutaten mit der Küchenmaschine. Lass sie vor dem Servieren abkühlen.

Nährwertangabe pro Portion: Kcal: 210, Protein: 2g, Kohlenhydrate: 31g, Fette: 12g

WEITERE WERKE DES AUTORS

70 Effective Meal Recipes to Prevent and Solve Being Overweight: Burn Fat Fast by Using Proper Dieting and Smart Nutrition

By

Joe Correa CSN

48 Acne Solving Meal Recipes: The Fast and Natural Path to Fixing Your Acne Problems in Less Than 10 Days!

By

Joe Correa CSN

41 Alzheimer's Preventing Meal Recipes: Reduce or Eliminate Your Alzheimer's Condition in 30 Days or Less!

By

Joe Correa CSN

70 Effective Breast Cancer Meal Recipes: Prevent and Fight Breast Cancer with Smart Nutrition and Powerful Foods

By

Joe Correa CSN

CPSIA information can be obtained
at www.ICGtesting.com
Printed in the USA
BVHW01s1438080318
510044BV00013B/114/P